AF263186

RECHERCHES STATISTIQUES

SUR L'ÉTAT NORMAL DE LA

MENSTRUATION

CHEZ LES FEMMES

De la Classe Ouvrière de la Ville de Rouen

PAR LE Dr E. LEUDET

DIRECTEUR DE L'ÉCOLE DE MÉDECINE, MÉDECIN DE L'HOTEL-DIEU, MEMBRE CORRESPONDANT
DE L'ACADÉMIE IMPÉRIALE DE MÉDECINE

ROUEN

IMPRIMERIE CH.-F. LAPIERRE ET Ce

RUE SAINT-ÉTIENNE-DES-TONNELIERS, 1

1864

RECHERCHES STATISTIQUES

SUR L'ÉTAT NORMAL DE LA

MENSTRUATION

CHEZ LES FEMMES

De la Classe Ouvrière de la Ville de Rouen

La menstruation est une fonction tellement importante de la vie de la femme que la connaissance de chacune de ses phases importe en même temps au physiologiste, au médecin et aux progrès de la géographie médicale. Le médecin doit partir de la connaissance de l'état physiologique pour apprécier où commence l'état pathologique, et discerner quelles sont les conditions de la menstruation compatibles avec la santé, quelles sont au contraire celles qui dépendent d'un état de maladie actuel, ou permettent de prévoir un trouble prochain de la santé contre lequel il doit user prophylactiquement des moyens que l'hygiène et même la thérapeutique mettent à sa disposition.

Une étude de ce genre ne peut avoir pour base que la statistique, c'est-à-dire l'analyse numérique d'un nombre suffisant de faits bien interprétés et recueillis dans toutes les conditions propres à faire varier le résultat obtenu. Il faudrait par conséquent pour autoriser à écrire une étude physiologique et statistique de la menstruation chez les femmes de la ville de Rouen, pouvoir opposer des résultats déduits d'observations recueillies chez des femmes de la classe ouvrière à celles de la classe aisée ; ce dernier terme de la question me manque complétement, aussi n'ai-je entrepris l'étude du phénomène de la menstruation que chez les femmes de la classe ouvrière.

Les résultats que mes recherches statistiques m'ont fourni sont principalement : qu'il n'y a pas plus d'arbitraire ou d'accidentel dans l'évolution de cette fonction que dans celle des autres fonctions de l'organisme ; que la puberté principalement qui ne survient pas aux époques de la vie que je montrerai être normales, dépend d'un état maladif antérieur, ou fait prévoir une santé ultérieure débile ; enfin, que la menstruation tardive dans sa durée comme dans ses diverses manifestations présente encore des aberrations de l'état normal observé chez des sujets d'une bonne constitution.

La ville de Rouen est située dans 49°, 26', 29'' latitude et 1°, 14', 32'' longitude ouest du méridien de Paris ; elle est placée sur le bord d'un grand fleuve, entourée de collines ; il y règne une température moyenne, l'humidité de l'air et la quantité d'eau tombée en pluie y est considérable. Le climat de Rouen se rapproche beaucoup, sous le rapport de l'humidité, de celui de Strasbourg.

La classe ouvrière est principalement industrielle, surtout les femmes, dont le plus grand nombre, dans l'adolescence comme dans l'âge adulte, travaille dans les filatures de coton et tissages de la même substance. Cette population est peu nomade, se recrute surtout dans les campagnes voisines où le genre de vie et d'occupations est à peu près le même, beaucoup de petites localités du département possédant un grand nombre d'établissements industriels. Aussi est-il difficile, malgré l'importance de la culture agricole dans le département, de scinder nettement dans ces régions la population agricole de la population ouvrière. Ces femmes sont pour la plupart assez faibles, comme dans tous les grands centres d'industrie manufacturière. Le régime de vie est surtout une alimentation végétale et la boisson unique du cidre.

Une des illustrations médicales de notre ville, Lepecq de la Cloture (*Maladies épidémiques*, v. 1, p. 273), nous a transmis quelques résultats approximatifs sur l'état de la menstruation chez les femmes de notre ville. La puberté, dit-il, y est rarement précoce, quoiqu'il s'y soit rencontré à ce sujet, sans doute, comme dans la plupart des grandes villes, des événements assez étonnants. On peut dire en général que les filles y sont plus rarement nubiles à quinze qu'à dix-sept ans ; aussi voyons-nous beaucoup de femmes jouir encore après cinquante ans de cet avantage. Elles sont fort sujettes encore à des variations qui ne sont point dans la nature... Il est très-ordinaire de rencontrer ici des femmes inégalement réglées dans leur flux menstruel.

Je regrette que le grand épidémiographe de la Normandie se soit contenté d'appréciations, sans nous transmettre de résultats rigoureux, cela nous eût permis de comparer ses résultats avec les nôtres et de déterminer si les modifications survenues dans les occupations et le genre de travail de la classe ouvrière a exercé une influence sur la fonction menstruelle.

De l'apparition de la puberté.—L'âge moyen de l'apparition de la première menstruation chez 1,286 femmes observées à Rouen est de 14 ans 9/10es ; en séparant les femmes qui habitaient à cette époque la campagne de celles qui habitaient la ville depuis plus d'un an, je trouve que l'âge moyen auquel la puberté se manifesta fut chez les filles de la ville 15 ans 09 ; chez les filles de la campagne 14 ans 9. En comparant ce résultat, c'est-à-dire l'âge moyen auquel la puberté a lieu chez les femmes de Rouen avec les résultats obtenus par les observateurs qui ont étudié la même question dans d'autres localités, nous trouvons que Brierre de Boismont (*De la Menstruation*, p. 22, 1841) donne comme âge moyen de l'époque de l'établissement de la puberté chez les femmes de la classe pauvre de Paris, 14 ans 8/10es ; Raciborsky, à Paris, 14 ans 4 ; Bouchacourt, à Lyon, 14 ans 4 ; Marc d'Espine, à Toulon, 14 ans 0, et le même auteur, à Marseille, 14 ans. On voit donc que la puberté se manifeste en général à 14 ans dans la plupart des contrées de la France.

En décomposant mes résultats numériques à un autre point de vue, j'ai constaté que l'époque de l'établissement de la puberté était assez variable ; ainsi c'est de 13 à 16 ans inclusivement que la première menstruation a lieu le plus souvent, ou en classant les âges par ordre de fréquence maximum, on trouve 14 ans, 15, 16, 17, 13, 12, 18, 11, 19, 10 ans.

Ou en classant par catégorie je trouve que la première menstruation apparut :

De 8 à 12 ans inclusivement chez 258 femmes.
— 13 à 16 —   —   —   645   —
— 17 à 20 —   —   —   356   —
— 21 à 25 —   —   —   27   —

Ce premier point me semble donc statistiquement démontré que l'âge moyen de la manifestation de la puberté a lieu à 14 ans 9/10es, mais que l'âge auquel la puberté apparaît peut varier assez fréquemment.

Il résulte également de mes analyses que la puberté a lieu chez les filles de la ville à peu près au même âge que chez celles de la campagne ; il ne faudrait pas en conclure que cela a lieu également dans d'autres départements de la France, car j'ai montré plus haut que le régime et le genre de travail était à peu près le même dans ces deux catégories de sujets dans le département de la Seine-Inférieure au moins.

Des causes qui retardent l'apparition de la puberté chez les femmes de la classe ouvrière de Rouen.—Ces causes sont multiples : elles sont ou hygiéniques, c'est-à-dire dépendent du genre de vie ou de travail de ces femmes, ou bien sont morbides.

Le travail dans les établissements industriels, lorsqu'il est commencé bien entendu avant la manifestation de la puberté, retarde en général la première apparition des règles ; ainsi j'ai trouvé que chez 131 ouvrières d'industrie, l'âge moyen de l'établissement de la puberté était de 15,7, tandis qu'il est en général de 15,09 chez les autres ouvrières de la ville.

L'état de santé antérieur a une influence beaucoup plus grande comme cause du retard de la puberté. Sur 164 femmes réglées de 17 à 23 ans inclusivement, j'ai trouvé que :

5 avaient antérieurement une bonne santé ;

50 étaient faibles et maladives ;

46 avaient eu des signes de scrofule ;

24 avaient eu des signes d'hystérie ;

7 avaient été atteintes de rhumatisme articulaire.

Ceci prouve que nous pouvons dire avec M. Monneret (*Pathol. gén.*, v. III, p. 754, 1861) : « On peut considérer comme pathologique l'absence d'établissement des règles qui se prolonge jusqu'à 16 ou 17 ans, » chez les femmes de Rouen comme chez celles de Paris.

Les causes diverses maladives que je signale comme ayant déterminé le retard de la puberté sont les mêmes que les auteurs signalent dans d'autres localités. « Nous avons noté, dit Scanzoni (*Traité de Gynécologie*, trad. française, p. 266, 1858), l'époque où apparurent les règles chez 31 filles souffrant d'affections scrofuleuses très-prononcées ; nous trouvons que chez 19 d'entre elles, le flux menstruel ne s'établit que dans la vingt-unième année. » Ce résultat de l'observation du professeur de Wurzbourg est confirmé par les résultats de faits recueillis à Paris par M. Raciborski (*Du rôle de la Menstruation dans la Pathologie et la Thérapeutique*, p. 8, 1856), qui donne comme âge moyen de l'établissement de la puberté 15 ans 8/10es chez les scrofuleuses.

On admet également que la chlorose et les tubercules exercent la même influence.

On a moins insisté sur l'influence que le rhumatisme articulaire joue dans le même sens ; cependant, ce fait me paraît incontestable : ainsi j'ai trouvé que l'âge moyen de la puberté était chez les filles atteintes antérieurement de rhumatisme articulaire de 18 ans.

Nous voyons donc dans ces causes du retard de la puberté chez les femmes de notre ville une concordance remarquable avec ce qui a été observé ailleurs.

Je n'ai pas pu déterminer par contre la cause des menstruations prématurées, à 8, 9, 10 et 11 ans ; je n'ignore pas que M. Raciborski a attribué (loc. cit., p. 11) cette influence au rachitisme, et que son opinion est partagée par M. Marc d'Espine ; comme les faits propres à éclairer cette question me manquent, je m'abstiendrai de la traiter.

De l'influence de l'âge auquel arrive la puberté chez la femme, sur son degré de fécondité. — J'ai tenté d'élucider cette question par l'étude du nombre de grossesses chez 648 femmes ; en comparant les femmes aux divers âges, je n'ai trouvé aucune différence notable dans le nombre des grossesses à terme, si bien que je peux dire que les femmes tardivement ou prématurément pubères ne sont ni plus ni moins fécondes que celles dont la puberté a lieu à l'âge ordinaire, c'est-à-dire de 13 à 15 ans.

De la marche des menstrues chez les femmes de la classe ouvrière de Rouen. — J'ai dit plus haut que, suivant Lepecq de la Cloture, les femmes de Rouen étaient fort sujettes dans la menstruation à des variations qui ne sont pas dans la nature.

Je ne saurais dire sur quelle analyse l'illustre épidémiographe de la Normandie se basait pour émettre une semblable appréciation ; je me suis demandé si cette assertion était vraie aujourd'hui.

Après l'analyse numérique de mes observations, j'ai pu me convaincre que ces irrégularités dans le retour des époques menstruelles n'était pas un phénomène sans signification ; il indique en général un état de santé antérieur peu favorable ou permet de soupçonner l'apparition prochaine de maladies graves.

En effet, chez les femmes devenues pubères avant ou après l'âge moyen de 13 à 15 ans inclusivement, les suppressions de 5 à 6 mois sont plus communes que chez celles devenues pubères à l'âge moyen. Ces suppressions des règles ont surtout lieu pendant la première année de la puberté.

A Rouen comme à Paris la durée la plus commune de chaque époque menstruelle est de 8 jours ; ainsi à Paris, Brierre de Boismont a constaté cette durée des époques menstruelles chez 172 femmes sur 562 femmes ; j'ai constaté à Rouen la même durée des époques chez 65 femmes sur 265. L'accord que mes résultats numériques présentent avec ceux de mon savant confrère de Paris sont remarquables. Après la durée de 8 jours, j'ai trouvé comme lui que le plus grand nombre des femmes avait ses règles pendant 3, 4, 2, 5 jours.

La durée des époques menstruelles est en général plus longue chez les femmes devenues pubères à l'âge moyen que chez celles dont la puberté a eu lieu avant ou après cette époque.

Cette étude analytique m'a démontré par conséquent que la durée des menstruations n'est pas aussi variable qu'on pourrait le croire ; qu'elle dépend souvent de circonstances propres à la santé antérieure des femmes.

De la menopause. — La suppression des menstrues arrive chez les femmes de la classe ouvrière de Rouen, comme chez celles d'autres localités, à des époques assez différentes de la vie. L'âge moyen de la menopause est de 48 ans 7/10es. Le tableau suivant montre l'étendue des variations indiquées plus haut :

Menopause à 18 ans,	1 cas.		Menopause à 45 ans,	13 cas.
—	25 —	1 —		—	46 —	7 —
—	33 —	1 —		—	47 —	7 —
—	36 —	3 —		—	48 —	8 —
—	37 —	2 —		—	49 —	2 —
—	38 —	3 —		—	50 —	16 —
—	39 —	1 —		—	51 —	7 —
—	40 —	7 —		—	52 —	3 —
—	41 —	3 —		—	53 —	5 —
—	42 —	10 —		—	54 —	4 —
—	43 —	2 —		—	55 —	12 —
—	44 —	9 —			

Ce tableau présente encore une ressemblance de résultats avec ceux de Brierre de Boismont.

La durée moyenne pendant laquelle les femmes sont réglées étant de 31 ans, celles dont la puberté est tardive voient la menopause se produire à un âge moins avancé de la vie.

Pas plus à Rouen qu'ailleurs, l'âge auquel la menopause survient ne présente de dangers plus grands pour la femme ; en effet, sur 396 décès de femmes dont l'âge variait de 30 à 60 ans, j'ai trouvé que le nombre des décès avait été :

Chez les femmes âgées de 31 à 40 ans, de 76 ;

Chez les femmes âgées de 41 à 50 ans, de 77 ;

Chez les femmes âgées de 51 à 60 ans, de 69.

J'ajouterai que les cancers de l'utérus ne sont pas plus fréquents à l'âge de la menopause qu'aux autres époques de la vie de la femme ; ainsi, en ne tenant compte ici que des cas mortels, l'analyse de mes observations me donne :

Femmes de 36 à 45 ans, mortes de cancer utérin, 5 cas ; d'autres cancers, 6 ;

Femmes de 46 à 55 ans, mortes de cancer utérin, 4 cas ; d'autres cancers, 8 ;

Femmes de 56 à 65 ans, mortes de cancer utérin, 5 cas ; d'autres cancers, 8.

Ces résultats numériques apportent donc un nouvel appui à cette opinion déduite de faits cliniques par beaucoup d'observateurs : que l'âge de la menopause n'est pas une époque de mortalité plus grande pour la femme, et qu'elle n'expose pas au développement de cancers et surtout du cancer de l'utérus, puisque la statistique prouve que le cancer de l'utérus n'est pas plus commun à l'époque de la menopause qu'avant et surtout après la cessation des menstrues ; enfin, que le cancer de l'utérus suit les règles du développement des autres cancers.